ESQUISSE

DES

MALADIES ÉPIDÉMIQUES

DU NORD DE L'AFRIQUE;

EXAMEN

DES CAUSES QUI LES ONT OCCASIONNÉES
ET ENTRETENUES,

SUIVI DE

CONSIDÉRATIONS HYGIÉNIQUES

APLLICABLES

A L'ARMÉE D'OCCUPATION;

Par F.-J. DUCOUX,

Docteur-Médecin, Chirurgien aide-Major au 55.ᵉ Régiment
de Ligne.

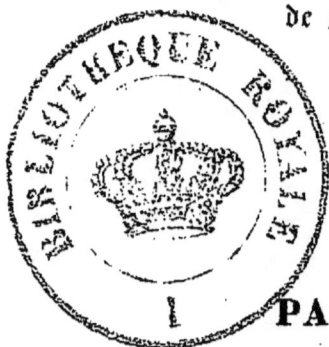

Quæque ipse miserrima vidi.

PARIS,

AUX LIBRAIRIES MÉDICALES ET MILITAIRES.

M DCCC XXXVII.

BLOIS , FELIX JAHYER , IMPRIMEUR.

Juin 1837.

La publication de cet Opuscule, que je n'avais point destiné à recevoir les honneurs typographiques, tient à des circonstances que je dois indiquer, afin d'échapper aux soupçons de prétention ridicule ou d'ambition déplacée que méritent les auteurs de ma force. Voici les faits :

Rentré d'Afrique au mois de juin 1834, avec le dernier bataillon du régiment auquel j'ai l'honneur d'appartenir, je me trouvais, au mois de janvier 1835, en garnison à Toulon. Le colonel commandant alors le 55.e régiment de ligne, était en congé à Paris. Il eut la bonté d'entretenir de mes services M. le baron Larrey, notre chirurgien inspecteur général, lequel daignait, m'écrivait mon colonel, me témoigner quelque bon vouloir. Le retentissement des pertes du régiment avait été grand ; nous avions, en effet, perdu environ 1,800 hommes. Aussi M. Larrey manifesta-t-il le désir de recevoir quelques observations sur les épidémies qui avaient si terriblement éclairci nos rangs. Ce désir m'ayant été transmis par mon colonel, devint pour moi un ordre auquel je m'empressai d'obéir. Le sentiment de ma faiblesse me soumit d'abord à une hésitation craintive que dissipa cependant l'espoir de la bienveillance que je comptais trouver chez mes juges; je me mis donc à l'œuvre, et malgré les distractions de garnison si chères à celui qui, pendant plus de six ans, a végété loin de la mère-patrie, je pus adresser le présent mémoire, le 11 février 1835, au conseil général de santé des armées. Le 19 juin 1835, je reçus la lettre suivante :

« Monsieur,

» MM. les inspecteurs ont accueilli avec beaucoup d'intérêt
» votre travail sur les maladies épidémiques du nord de l'Afri-
» que, et me chargent de vous remercier de cette preuve de
» bon jugement médical, de connaissances et de zèle. Votre
» mémoire sera envoyé à M. le rédacteur du Recueil de mé-
» decine militaire, pour être inséré avec d'autres travaux très
» nombreux, ce qui peut-être retardera un peu son insertion.

» Recevez, etc.

» *Le secrétaire du conseil de santé,*
» Signé GERFAUX. »

La réception de cette lettre combla tous mes désirs et satisfit tous mes vœux. La bienveillance du conseil, en approuvant mes efforts, encourageait mon zèle; je n'espérais pas mieux. Le Recueil de médecine militaire parut en 1836, il n'y était pas question de mon mémoire; cela ne me surprit point, bien que ce volume renfermât des rapports plus récents que le mien. Dans le courant de l'année, je priai le conseil d'administration de mon régiment de rappeler au conseil général de santé les

promesses qu'il m'avait faites ; on ne reçut point de réponse.....
L'année 1837 arrive, le Recueil paraît, j'y étais encore oublié.
Vainement je cherchais les travaux nombreux dont l'insertion
retardait sans doute celle du mien, je ne pus découvrir que
des rapports morcelés, aussi médiocres que le mien, et qui
avaient moins que lui le mérite de la priorité de date.

Touché de cet oubli, je songeai dès-lors à publier moi-même
ce qu'on semblait mépriser après l'avoir volontairement ap-
prouvé. Cependant mon amour-propre cessa bientôt d'être
aussi vivement irrité, et j'aurais probablement persisté dans
la sage résolution que j'avais prise de me résigner au silence,
sans l'assurance d'une nouvelle expédition projetée pour Constantine. Cette nouvelle a réveillé tous mes désirs. Bône va
devenir, en effet, le véritable arsenal, le point central de toutes
les administrations du corps d'armée expéditionnaire ; mes
observations pourront peut-être présenter quelque application d'utilité générale ; c'est me flatter, sans doute, mais enfin
je hasarde l'épreuve.

Dans le mémoire que j'avais envoyé au conseil général de
santé des armées, en 1835, j'avais évité la plupart des discussions administratives que peut soulever celui que je livre aujourd'hui à l'examen du public.. J'ai cru pouvoir signaler
plutôt qu'approfondir des fautes qui ont été funestes à l'armée,
en restant néanmoins étranger à tout débat politique.

Je n'ai pas cherché à faire un ouvrage, mais bien à coordon-
ner mes souvenirs, et je crains qu'il ne soit trop facile de
s'apercevoir que mon travail n'a pas dû me coûter beaucoup
de soins et de peines.....

Je désire que la brusque franchise de mon langage ne

blesse la susceptibilité que de ceux qui ont des torts à se reprocher ; mais quel que soit l'accueil fait à ma brochure, j'aurai pour moi l'assentiment de la majorité de l'armée, puisque nul intérêt personnel ne m'a fait en déguiser les souffrances, et de plus ce calme intérieur que doit éprouver tout homme d'honneur, lorsqu'il a de tout temps su s'appliquer ce proverbe :

Fais ce que dois, advienne que pourra.

F. Ducoux, D.-M.

INTRODUCTION.

.... Quæque ipse miserrima vidi.

En cherchant à décrire les maladies épidémiques qui ont affligé et affligent si cruellement encore les troupes stationnées dans quelques unes des possessions françaises du nord de l'Afrique, j'aurai moins à remplir le rôle de médecin que celui de narrateur fidèle, d'observateur impartial. Les améliorations que je signale, les moyens dont je préconise l'efficacité pour arrêter le développement et diminuer les ravages de ces af-

fections morbides qui nous privent, chaque
année, de l'élite de nos soldats, consistent,
en effet, plutôt en soins administratifs, en
précautions hygiéniques, qu'en opérations
médicales ou en préparations purement
pharmaceutiques. Il suffit d'avoir séjourné
quelque temps en Afrique et d'y avoir cherché à utiliser ses observations au profit de
l'intérêt général, pour concevoir facilement
et la cause et l'issue fâcheuse de toutes les
maladies que l'Européen y contracte. Ainsi,
quelques avant-postes d'Alger établis sur les
rives du fleuve Aratch (comme la maison
carrée), de la rivière Oued-Kerma (comme
l'ancienne ferme si improprement nommée
modèle), la ville et les environs de Bône, les
avant-postes de Bougie, etc., etc; tous ces
postes, dis-je, situés au centre ou près de marais dont le desséchement, suspendu par le
retour périodique des saisons, favorise l'exhalaison constante de miasmes délétères, devaient être, et sont en effet, les théâtres principaux de nos pertes. Là, des plaines dominées
par d'énormes montagnes, traversées par des
ruisseaux dont les eaux stagnantes recueillent

tous les corps organiques qu'entraînent dans
leurs lits les torrents accidentels formés par
la fonte des neiges ou par l'abondance excessive des pluies, sont autant d'ennemis in-
commodes dont il faudrait pouvoir éviter
l'approche ou combattre la fâcheuse influence. Le desséchement total des marais,
obtenu par la canalisation, serait le moyen
le plus sûr, ou plutôt le seul capable de con-
duire à cet heureux résultat. Les frais énormes que nécessiterait un semblable travail
ont été sans doute les seules considérations
qui se soient opposées jusqu'à ce jour à l'ac-
complissement de cette mesure indispensa-
ble aux progrès d'une colonie naissante... Il
ne m'appartient pas, dans un écrit de ce
genre, de chercher à pénétrer des secrets
qui sont peut-être du domaine de la haute
diplomatie... Aussi me bornerai-je à signaler les inconvénients qu'entraîne l'état actuel de nos localités militaires, en laissant à
qui de droit le soin de les faire disparaître.

Mon travail est, je le répète, celui d'un
homme consciencieux qui, ayant acquis
déjà dans nos colonies inter-tropicales la

triste expérience des épidémies de tout
genre, a gémi plus d'une fois, et de l'intensité du mal, et de l'insuffisance des re-
mèdes qu'on lui opposait. Le tableau que je
vais offrir retracera la vérité toute nue... Si
parfois quelques personnages, dont je tâ-
cherai cependant de voiler les traits distinc-
tifs, ne s'y trouvent pas grouppés dans un jour
qui les expose à la vénération publique, c'est
que j'aurai rempli ma tâche en peintre
fidèle. Je ne prétends distribuer ni l'é-
loge ni le blâme, mais je veux rester vrai...
La faiblesse de ma voix ne pourrait, après
tout, troubler le repos, ni atteindre la réputation de personnes qui semblent planer si
haut qu'elles doivent prendre en pitié les do-
léances d'êtres aussi petits que moi... Ah!
que ne puis-je, pour un instant, me grandir
de cent coudées, afin qu'après avoir ren-
versé les idoles de ces faux dieux, j'établisse
à leur place les statues des hommes modes-
tes, qui n'ont point cessé de se maintenir à
la hauteur de la généreuse mission qu'ils
étaient appelés à remplir. Mais la douce sa-
tisfaction dont leur ame est remplie les ré-

compense mieux que ne pourrait le faire un
panégyriste obscur qu'ils daignèrent asso-
cier à leurs efforts... Je ne m'occuperai donc
que de faits ; aidé du flambeau de l'expérience, j'essaierai de remonter à la source de
grands malheurs , de découvrir les causes
des résultats meurtriers qu'a produits jusqu'à ce jour une occupation militaire si
grosse d'avenir et d'espoir. Au risque de
blesser la modestie des uns et de réveiller
l'intelligente suceptibilité des autres , je dois
et je veux raconter tout ce qui s'est fait , tout
ce qu'on devait et tout ce qu'on a pu faire.
Il est temps de réparer des fautes dont les
conséquences ont porté le deuil dans des milliers de familles, lesquelles , en échange du
sacrifice de leurs enfants , ont le droit d'exiger pour ceux-ci les soins et les égards pres-
crits par les lois de l'humanité.

La plupart des plaies que je vais découvrir sont encore aujourd'hui saignantes....
Pour en obtenir la guérison, peut-être suffi-
sait-il de les signaler à la philanthropie d'un
gouvernement toujours avare du sang de
ses défenseurs. Son intérêt privé qui s'ap-

puie naturellement sur les intérêts des masses,
eût ajouté à l'empressement qu'il aurait mis
à combattre de tout son pouvoir les déplorables effets d'un séjour insalubre. Honte à
ceux que la cupidité et l'égoïsme ont portés
à déguiser, par de hideux mensonges, la réa-
lité des maux qui désolaient les hommes
confiés à leurs soins. Eux seuls, au monde,
devraient être flétris d'un stygmate indélé-
bile.

Sous le rapport médical, ma relation sera
celle d'un praticien étranger à toute adoption exclusive de système, exempt de toute
croyance servile à telle ou telle théorie. Car,
si le médecin doit se préserver d'un enthousiasme systématique, c'est surtout dans les
épidémies. Combien de fois l'expérience est-
elle venue renverser l'ingénieux échaffau-
dage des théories médicales !... L'invasion
du choléra nous en a fourni des preuves, hélas ! trop convaincantes. Que de traitements
préconisés d'abord et que l'expérience ridi-
culisait ensuite ! ! ! Habiles à établir de sédui-
santes hypothèses, de grands maîtres impo-
saient à une foule de disciples bénévoles le

poids terrible d'une vieille expérience et
d'une réputation méritée, et bientôt après on
les voyait déserter le camp où flottait leur ban-
nière, pour aller, en prédicateurs nomades,
chercher ailleurs la vérité dont ils avaient
annoncé emphatiquement la découverte et
qu'ils ne parvenaient à saisir nulle part. Loin
de moi l'idée de blâmer cette tendance pro-
gressive dirigeant les investigations des hommes vers tout ce qui peut être utile à leurs
semblables... Je ne me lasserai jamais d'ap-
plaudir aux desseins généreux qui les portent
à soulever le trop lourd rideau derrière lequel sont cachées encore tant de merveilles ;
mon seul regret est de ne pouvoir seconder
efficacement leurs efforts... Mais, si je ne
puis prétendre au mérite d'inventeur, je veux
du moins analyser les inventions, et sans
m'attacher à aucun char, je cherche cons-
ciencieusement la vérité que je trouve éparse
en fragments, dont je compose un tout qui
me paraisse d'une application utile et sanc-
tionnée par l'expérience. Cet aveu ressem-
ble fort, me dira-t-on sans doute, à de la
prétention à l'ecclectisme; mais hélas ! je con-

nais trop bien mon exiguité morale pour me bercer de ces illusions qui, chez moi, ne se raient que ridicules. A défaut de talents, je porterai de la franchise dans mes observations que je soumets au jugement des sommités médicales qui veillent sur l'armée; c'est déjà quelque chose.

Sans développer plus amplement ces considérations générales sur lesquelles j'aurai l'occasion de revenir quelquefois dans le cours de cet écrit, je vais tracer les principaux caractères des épidémies essuyées en 1832 et 1833, par l'armée d'Afrique, et particulièrement à Bône par le corps d'occupation composé en majeure partie du 55.ᵉ régiment de ligne auquel j'étais et suis encore attaché en qualité d'aide-major.

CHAPITRE IER

Symptômes et marche de la maladie.

L'INFLUENCE des saisons qui, dans les climats même les plus tempérés, exerce une action si marquée, se fait ressentir en Afrique avec une énergie proportionnée à l'élévation de température et à la fréquence des variations atmosphériques. Aussi, les maladies régnantes offrent-elles des différences singulières occasionnées par la multiplicité des circonstances qui les produisent, ou plutôt le même germe morbide se développe-t-il de différentes manières, suivant la variété des influences auxquelles est soumis son développement.

Voici la progression ordinaire :

Au printemps, lorsque l'hiver, généralement pluvieux, fait place à une chaleur rapidement excessive, les affections morbides offrant toutes le type inflammatoire, s'annoncent par les symptômes d'une irritation gastro-céphalique. La céphalalgie, qui constitue le symptôme dominant, acquiert bien vite une intensité insupportable que ne tardent pas à compliquer des nausées fréquentes, et enfin des vomissements bilieux et souvent sanguinolents, suivant la rapidité et l'énergie des progrès morbides.

Dans cette période, le malade réunit tous les symptômes des gastro-céphalites les plus aigues qu'on puisse observer en France. La langue pointue, rouge sur les bords, est enduite d'une mousse salivaire qui semble en irriter la surface, et provoque une soif inextinguible. La face, d'abord rouge, perd bientôt cette couleur pour devenir jaunâtre, comme ecchymosée, tandis que les yeux fortement injectés, se recouvrent à demi de paupières appesanties par une vive douleur sus-orbitaire. Les ailes du nez dilatées ressemblent aux canaux d'une fournaise dont le souffle brûlant eût desséché la muqueuse pituitaire. La peau est sèche, âcre au toucher. Le cuir chevelu est le siége d'un sentiment d'horripilation que le moindre contact augmente à un tel point que les

sujets nerveux en perçoivent des espèces de com-
motions électriques. Le pouls, d'abord plein, fréquent et vigoureux, devient bientôt petit, sec et
dur. L'exploration de la région du cœur permet
facilement de distinguer le surcroît d'énergie de
cet organe, dont les contractions vigoureuses
contrastent avec la misère du pouls. Les muscles
thoraciques, opérant difficilement leurs fonctions,
rendent la respiration gênée ; l'oppression semble
quelquefois imminente, tant l'organe pulmonaire
est engorgé. L'épigastre, légèrement déprimé, est
douloureux..... tout le système musculaire est dans
un état de prostration extrême...... Les douleurs
articulaires deviennent très vives; quelquefois il
se manifeste des crampes dans les extrémités infé-
rieures..... des tics particuliers viennent agiter
convulsivement les muscles de la face, surtout
les releveurs de l'aile du nez, de la lèvre supérieure, les sourciliers. L'abdomen est encore peu
sensible à la pression; la constipation est prononcée, mais non point opiniâtre; les urines sont
rouges, brûlantes. Tels sont les symptômes principaux de la première période, suivie le deuxième
jour ou au plus tard le troisième de la période que
je nommerai active, et pendant laquelle se mani-
festent avec une activité vraiment surprenante
tous les dangers dont la première période ne laisse

qu'entrevoir l'imminence. Les vomissements, de
jaunâtres deviennent d'un noir verdâtre, contenant des mucosités floconeuses, des caillots pu-
tréfiés*; l'abdomen est dur et très douloureux à
la pression, la constipation opiniâtre; le bas
ventre offre une tumeur produite par la vessie,
devenue incapable d'opérer les contractions nécessaires à l'expulsion de l'urine; la langue est
sèche, épaisse, rugueuse et tailladée; deux bandes
parallèles et noires se prolongent suivant les deux
tiers moyens du grand axe de la face supérieure
de cet organe; l'œil est hébété, la face inquiète et
abattue; les membres fléchis semblent incapables
du plus léger mouvement; les douleurs lombaires
et articulaires sont excessives.

A cette période, d'ordinaire la plus courte
puisqu'elle ne dure souvent que de dix-huit à
vingt-quatre heures, succède enfin la période dé-

---

* La vue du malade arrivé à cette période me rappelait tout-
à-fait la première période de la fièvre jaune que j'avais ob-
servée aux Antilles, pendant trois années consécutives. Ce
typhus offre tellement d'analogie avec les fièvres d'Afrique,
que la différence semble n'exister que dans la rapidité de sa
marche et l'exacerbation de ses symptômes, qui peuvent être
considérées plutôt comme une variété morbide due à l'influence solaire que comme une maladie spéciale. Telle est du
moins mon opinion, que je me propose de développer dans
un mémoire particulier.

(Note de l'Auteur.)

cisive. La langue et les gencives s'enduisent alors
de concrétions fuligineuses; les yeux, enfoncés
dans les orbites, ne s'ouvrent qu'avec peine; la
déglution devient presque impossible; les sens pa-
raissent complétement engourdis; le ventre est
météorisé. Le malade n'exécute que des mou-
vements incomplets, dont le plus commun est
d'agiter son bras au-devant de la tête, comme
pour en chasser un objet incommode. Il règne
une contraction convulsive dans l'orbiculaire des
lèvres que crispe, de temps à autre, un mouvement nerveux. Les selles sont rares, presque nulles
et involontaires. Parvenue à ce degré, la maladie
ne laisse qu'un bien faible espoir. Il ne faut plus
compter que sur un de ces mystérieux efforts de
la nature, lesquels viennent quelquefois arracher
le malade à une fin que toutes les ressources de
l'art ne peuvent prévenir. Cette crise salutaire
produit d'abord le dépouillement de la langue et
des gencives qui se débarrassent de leur enveloppe
fuligineuse. Le regard perd sa fixité, la vessie re-
vient à ses fonctions naturelles..... Le malade sort
comme d'une léthargie profonde pendant laquelle
toutes les perceptions ont été interrompues. Ces
indices permettent dès-lors d'espérer une convalescence bien longue et surtout bien fragile, la
moindre imprudence, le plus faible écart de ré-

gime pouvant exposer le malade à une rechute presque toujours mortelle.

Telle est la marche des affections contractées en Afrique, sauf quelques légères modifications dues à la variété des tempéraments et des âges. Cependant peu de malades ont présenté la série complète des symptômes que je viens d'énumérer. Un des exemples les plus déplorables de cette ténacité morbide nous a été offert par un chirurgien sous-aide, lequel m'avait été adjoint momentanément à l'effet de partager avec moi les fatigues du service sanitaire du 55.ᵉ de ligne. Ce jeune homme succomba, victime de son zèle et de son dévouement, après s'être montré bien digne de succéder à mes estimables collègues qu'une maladie longue et douloureuse avait arrachés aux fonctions qu'ils remplissaient d'une manière si noble et si touchante.

La plupart des malades soumis à nos soins dès le début ou pendant le cours de la première période, dont la durée ordinaire n'excède guère deux jours, recevaient des secours qui, dissipant assez vite les accidents inflammatoires, changeaient l'affection existante, ou plutôt les symptômes gastro-céphaliques, en une fièvre adynamique ou gastro-entérite, le plus souvent intermittente, quelquefois continue rémittente. Cette affection consécutive, et, malgré sa modification, trop souvent rebelle au traitement qu'on lui opposait, exerçait bientôt sur le malade une action débilitante, laquelle, en se prolongeant jusqu'à la saison d'automne, le prédisposait singulièrement aux dyssenteries si communes à cette époque. La dyssenterie est sans contredit, de toutes les variétés morbides d'Afrique, celle qui a le plus largement contribué à nos pertes. Le traitement le plus rationnel, la médication la plus énergique échouaient devant la prodigieuse rapidité des ravages exercés par ce fléau destructeur, trop funeste héritage que vont recueillir les Européens dans les régions exposées à de fortes températures. *

Pour ne citer qu'un exemple de la mortalité effrayante due presqu'exclusivement à cette influence épidémique, je dirai que dans le seul mois de septembre de l'année 1833, l'armée d'occupation de Bône, réduite à moins de 2,400 hommes, a perdu 332 malades, chiffre dont l'exactitude n'est que trop constatée par les registres de l'hôpital, et surtout par le vide affreux que de telles pertes ont occasionné dans nos rangs.

* Dans nos colonies d'Amérique, la dyssenterie seule cause réellement plus de ravages que toutes les autres maladies réunies.

(*Note de l'Auteur.*)

Les autopsies n'ont pas toujours offert l'importance que nous en espérions. Les sujets qui avaient
succombé aux affections aigues ne présentaient
que quelques traces de phlogoses sur divers points
de la muqueuse intestinale. Les ouvertures car-
diaque et pylorique étaient le siége le plus habi-
tuel de ces altérations. Le cerveau était le plus
souvent sain ; quelquefois néanmoins il était légèrement injecté ; ses ventricules contenaient rarement de la sérosité, et je n'y ai presque jamais
observé ce liquide noir, séreux et putréfié qui dé-
coule si fréquemment du cerveau des sujets qui
ont succombé aux maladies de l'encéphale. Les
reins et les uretères étaient assez communément
dilatés ; la vessie, contractée, ne laissait alors que
difficilement apercevoir le trigone vésical. Rarement on trouvait les pétéchies et les ulcérations
observées sur les muqueuses dans les cas de fièvre
adynamique prolongée.

La dyssenterie ne laissait pas plus de traces : la
muqueuse intestinale était pâle et décolorée, pour
ainsi dire délavée, surtout dans sa partie supérieure. Les gros intestins offraient parfois des
points noirâtres, des taches livides ; la plus constante des altérations pathologiques était le ramo-
lissement hypertrophique du cœur.

CHAPITRE II.

Traitement.

Après avoir esquissé, à grands traits, les maladies qui, chaque année, prennent en Afrique un développement épidémique, je vais me livrer à l'examen des divers moyens de les combattre. Les uns sont curatifs, les autres simplement préservatifs. Ces derniers appartiennent à l'hygiène, et trouveront place à la fin de ce mémoire. L'emploi des premiers nécessite aussi quelques conditions hygiéniques que nous ne pouvions malheureusement obtenir dans un pays où tout était à créer, en fait de bien-être matériel. Obligés de traiter les malades au centre même du foyer épidémique, les officiers de santé de l'armée ne pouvaient que déplorer l'insuffisance des ressources qu'ils avaient à opposer aux progrès du mal. Décimés eux-mêmes par l'ennemi dont ils cherchaient à préserver les autres, ils n'avaient pour soutiens, dans ce champ de mort, que leur courage et leur dévouement; car, par une prédilection qui semble pour toujours attachée à leur art, les honneurs et les récompenses n'atteignent les médecins militaires que lorsqu'il se manifeste un trop plein dans toutes les autres branches de l'administration de l'armée. *

Le traitement employé dès le début de la maladie se trouvait évidemment indiqué par la nature des accidents inflammatoires qui signalent cette période. Les anti-phlogistiques, employés de prime-abord et avec énergie sur des sujets généralement jeunes et vigoureux, ont constamment produit une amélioration sensible. Les saignées lar-

---

* L'absurdité, pour tout ce qui est relatif au corps des chirurgiens de l'armée, est telle que, sous la restauration, nous n'avions point droit à la croix de Saint-Louis, parce que nous n'étions pas considérés comme militaires. Conçoit-on une pareille extravagance ! Nous ne sommes pas militaires, et à l'affaire de la Macta, en 1835, sur 11 officiers tués il y a eu 4 aides-majors. Que diable faisaient-ils donc là ? Messieurs les législateurs nous l'apprendront peut-être.

(Note de l'Auteur.)

gés et répétées, les applications de sangsues, de
ventouses scarifiées, les lavements émollients, les
boissons rafraîchissantes et une diète sévère, telles devaient être, en effet, les premières prescriptions médicales. L'application de ventouses scarifiées à l'épigastre et sur la région temporale m'a
paru principalement produire un salutaire effet.
Cette remarque est d'autant plus importante à signaler, que le dénuement de sangsues nous faisait
de ce moyen une loi. Lorsque les accidents inflammatoires, victorieusement combattus, modifiaient
l'affection primitive en gastro-entérite rémittente
ou intermittente, le traitement se bornait alors à
l'usage d'une tisanne gommeuse, de quelques lavements émollients, et à l'administration du sulfate de quinine, dont les effets étaient prodigieux,
et que j'ai vu pousser à des doses de 50 à 60 grains
par jour, en potions, pilules ou lavements. Ce
médicament héroïque contre toute espèce d'intermittence a été, en Afrique, d'une utilité incontestable; mais combien de fois a-t-il échoué lorsque
le praticien, trop occupé des effets caractérisés
par un type intermittent, négligeait la cause pro-
ductrice de l'intermittence! Aussi n'était-il pas
rare de voir des malades succomber à des accès
que l'on ne parvenaient pas à enrayer des soixante

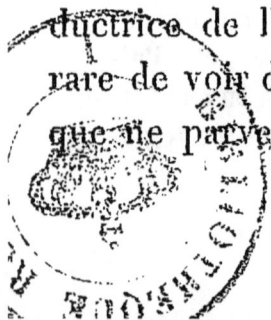

grains de quinine. * Et cet abus était d'autant plus fâcheux qu'il favorisait peut-être le développement des accidents consécutifs , dont les plus graves sont une disposition singulière aux engorgements viscéraux , à une diarrhée irrégulière et souvent rebelle, et enfin aux hypertrophies du cœur.

Dans ma pratique particulière, j'ai administré , avec un avantage assez soutenu, l'huile de ricin , après la cessation des symptômes inflammatoires. Ce purgatif est, comme on sait, trop innocent pour produire ou augmenter un état de phlogose intestinale; il me semblait préférable à tout autre et de nature à rétablir le travail des sécrétions, dont la suspension pouvait faciliter la manifestation des engorgements consécutifs. Je pourrais citer une foule d'exemples recueillis sur des malades encore présents au régiment; mais, pour borner mes citations à une seule, je relaterai l'observation suivante :

Le 19 août 1833, M. A..., lieutenant au 55.ᵉ de ligne, fut, par mes ordres, transporté du blockaus qu'il commandait, à Bône où je pouvais

---

* Je ne citerai pour exemple que la mort de mon collègue , le docteur Montéra , qui , à son dernier jour seulement , avait absorbé 72 grains de sulfate.

plus régulièrement lui donner mes soins. Cet officier, d'une constitution robuste, d'un tempérament bilioso-sanguin, présentait, dès le premier jour, le facies inquiet, les yeux fortement injectés, une vive névralgie sus-orbitaire, le teint coloré en rouge jaunâtre, les narines sèches et dilatées, la langue pointue, rouge sur les bords, la peau brûlante, le pouls dur, fréquent ; la respiration gênée, l'épigastre douloureux, des nausées fréquentes, quelquefois suivies de syncope, le ventre souple ; l'urine était rare et fortement colorée, la soif ardente, la prostration marquée. — Saignée de dix-huit onces, application de quarante sangsues à l'épigastre, suivie de fomentations émollientes; compresses d'oxycrat sur le front et autour des tempes; lavement bis, diète sévère, limonade cuite. — Le 20, dans la matinée, amélioration sensible, même boisson, diète, lavements, fomentations; un peu de somnolence; le malade avait passé une nuit agitée par des rêvasseries continuelles. —Vers le soir, paroxisme que j'attribuai à quelques cuillerées de bouillon dont le malade avait cru pouvoir faire usage, malgré ma défense; vomissements bilieux, épigastre très douloureux, l'abdomen sensible à la pression. — Nouvelle application de sangsues, boisson gommeuse. — 21, mieux général; la face est abattue,

jaune; la langue reste toujours épaisse et disposée
à sécher; le pouls est faible et concentré, la respiration est plus libre, l'urine est moins rouge et
moins sédimenteuse, la soif est encore vive; le
malade se dégoûte de sa tisane. — Diète, lavement bis, sirop de groseille étendu pour boisson,
huile de ricin, deux onces. Vers le soir, le malade,
bien que fatigué par la fréquence des selles qu'a-
vait provoquées le purgatif, se sentait déjà mieux:
la peau, jusqu'alors sèche, se couvrait d'une légère moitteur; les selles, fortement teintes en
jaune noirâtre, semblaient contenir une espèce
de sanie purulente, et dégageaient une fétidité
insupportable. — Tisane d'orge, coupée de petit
lait; bouillon maigre aux herbes. — 22, amélioration réelle, qu'annonçait l'aspect seul du malade enchanté du sommeil calme dont il avait
joui; la transpiration avait été abondante, les urines étaient plus limpides et moins rares; le moral
recouvrait sa première énergie.

Dès ce jour, il se manifesta un mieux progres-
sif, interrompu de temps à autre par des accès
de fièvre intermittente que chassait momentanément le sulfate de quinine. Je soumis le malade à
une infusion légère de camomille, laquelle opéra
de très bons effets. Cependant l'humidité de la
chambre, entretenue par les variations atmos-

phériques survenues dans les premiers jours de
septembre, m'inspirait le désir de soustraire le
convalescent à l'influence des inconvénients sus-
ceptibles de rendre son rétablissement difficile.
Une diarrhée survenue après quelques jours de
pluie et d'orage, et médiocrement enrayée par le
traitement le plus rationnel, ajoutait à la nécessité d'un départ que retardaient des affaires d'intérieur de ménage. Enfin le malade embarqua,
et, malgré une traversée longue et pénible, arriva
au lazaret de Marseille, où quelques soins suffi-
rent pour déterminer une convalescence bientôt
suivie d'un rétablissement parfait, et que n'ont
point troublé depuis, ces douleurs entériques
hélas! si communes chez nos pauvres malades
échappés miraculeusement d'Afrique.

Je pense donc qu'un léger évacuant convient
après le disparition des symptômes inflammatoires; son administration opportune peut prévenir ou du moins limiter les accès de fièvre intermittente, lesquels opèrent, ainsi que je l'ai déjà
dit, une débilité prédisposante aux dyssenteries
presque toujours mortelles chez des malades déjà
si chétifs. L'efficacité d'une semblable mesure me
fut révélée par les résultats obtenus sur des corailleurs traités suivant cette méthode. Tous ces
pêcheurs soumis, comme nos sodats, à l'influence

épidémique, se rétablissaient promptement, tandis que nos pertes étaient immenses. Cette différence, il est vrai, se rattachait en partie à des causes tout-à-fait exceptionnelles. Les corailleurs, appartenant aux îles de Malte, de Sicile, ou aux côtes méridionales de l'Italie, exposés dès leur enfance à la température et aux variations atmosphériques habituelles aux parages des côtes d'Afrique, sobres par intérêt et par goût, se trouvaient plutôt que nos soldats dans des circonstances favorables à la guérison des maladies. Celles-ci cédaient d'ordinaire à une diète de quelques jours et à une évacuation sanguine, suivie d'un léger purgatif; aussi, prenant en considération ces circonstances, n'ai-je point l'intention de généraliser mes reproches et de préconiser l'huile de ricin comme un remède toujours applicable et d'une efficacité constante, mais bien de le recommander comme un puissant auxiliaire qui, en des mains prudentes plutôt qu'habiles, devra donner des résultats satisfaisants.

Lorsque les anti-phlogistiques combinés ne parviennent pas à arrêter la progression des symptômes inflammatoires, la maladie devient promptement mortelle; le malade succombe, en moins de deux jours quelquefois, à cette invasion foudroyante; dans le cas contraire, le médecin se

borne à faire une médication de symptômes. L'affection détournée de son cours primitif revêt une
foule de caractères soumis à la variété des circonstances environnantes ; aussi n'est-il pas de
traitement qu'on puisse dire général, puisque les
conséquences morbides sont aussi nombreuses et
souvent même aussi opposées que les causes dé-
terminantes elles-mêmes. C'est ainsi que certains
malades, en apparence également affectés de
prime-abord, ont offert des cas consécutifs de
pneumonie, de choléra-sporadique, etc., etc.,
suivant les prédispositions de chacun, *l'idiosyn-
crasie* du sujet. La conséquence la plus ordinaire
est, ainsi que je l'ai dit, la manifestation d'une
gastro-entérite intermittente, contre laquelle on
peut employer presqu'exclusivement le sulfate de
quinine, même à des doses extraordinaires, sans
toutefois négliger les causes productrices dont
j'ai parlé déjà. J'ai signalé, dans mon observation
clinique, les bons résultats d'une infusion légère
de camomille employée à cette époque de la maladie ; mais son efficacité devient encore moins
douteuse par un mélange à parties égales avec
l'eau de Seltz. Ce moyen thérapeutique n'a jamais
été tenté aux hôpitaux de l'armée, mais il présente
des avantages que, tout récemment encore, j'ai
constatés sur divers convalescents du 55.ᵉ, dé-

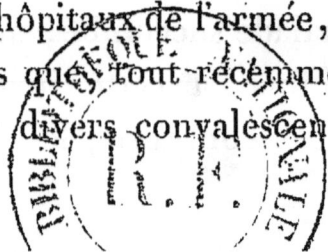

labrés par des rechutes continuelles. Tous les
malades soumis à l'usage de la boisson indiquée
ont éprouvé, en moins de douze jours, une amélioration qui a été durable.

Je crois devoir blâmer les diètes prolongées
qu'on imposait aux soldats, lesquels, stimulés par
l'aiguillon puissant de la faim, parvenaient facilement à se procurer des aliments contraires à
leur position, tandis que des mets légers et convenables, en appaisant leurs besoins, les eussent
préservés des excès. Je n'ai jamais eu lieu de me
repentir d'avoir permis l'usage de crême de riz,
de bouillons légers à mes malades, lorsque,
échappés aux accidents inflammatoires, ils affec-
taient une tendance prononcée à l'adynamie. Je
craignais qu'une diète excessive n'opérât dans le
tube intestinal une atonie qui, en augmentant les
difficultés de la digestion pour les aliments même
les plus légers, eût conduit à l'impossibilité d'une
franche convalescence. Il arrive en effet, que des
malades réduits au dernier degré du marasme,
vomissent jusqu'à la tisanne qui, depuis long-
temps, leur sert de nourriture, et succombent autant d'inanition que de maladie réelle.

La diète, je le sais, est un des plus puissants
auxiliaires que possède l'art de guérir; et certes,
ce n'est pas sous la latitude des possessions fran-

çaises du nord de l'Afrique que l'on peut contester son utilité ; aussi mon intention est-elle de n'en signaler ici que l'abus : à mes yeux, il était d'une rigueur trop systématique.

La dyssenterie est, ainsi que je l'ai observé, la conséquence la plus grave et la plus fréquente de toute affection primitive. Cependant les ravages qu'elle a exercés à Bône doivent être attribués, moins à l'intensité propre de la maladie qu'à la pénurie de nos ressources. En outre, le soldat, redoutant la diète, n'avouait que difficilement l'invasion de cette maladie dont un facies terreux indiquait l'existence. Je ne m'attacherai pas ici à décrire les symptômes précurseurs ou concomitants de la dyssenterie. Ils sont partout les mêmes, leur rapidité seule s'accorde, en Afrique, avec la spécialité des circonstances qui se rattachent au climat ; aussi faut-il, dès le début, agir énergiquement, afin d'enrayer les progrès du mal dont la persistance rend bien vîte le pronostic fâcheux.

Nous avons retiré d'excellents effets d'une application de ventouses scarifiées sur le trajet des colons, suivie de fomentations émollientes, préférables aux cataplasmes dont le poids fatigue le malade. Le riz forme la base essentielle du traitement intérieur ; il sert tout à la fois de nourriture

et de tisanne. Une application de sangsues au
pourtour de l'anus calme la phlegmasie intestinale ; mais la difficulté que présente l'emploi d'un
pareil moyen sur un malade assiégé par des besoins continuels, forçait la plupart du temps d'y
renoncer.

Les meilleurs lavements sont ceux d'eau de riz
amidonnée, opiacée, administrés en quantités
minimes et à des intervalles rapprochés. Un lavement n'agit en effet qu'autant qu'il peut être con-
servé pendant quelques instants, et un lavement
entier offrirait le grave inconvénient de fatiguer
par sa présence la muqueuse intestinale dont
l'état pathologique en déterminerait aussitôt l'é-
vacuation. Lorsque le malade est alité, il est nécessaire de recueillir les selles dans des bassins
soumis à une propreté extrême, et souvent désin-
fectés à l'aide d'eau chlorurée, afin de prévenir
l'exhalaison et de neutraliser les effets des miames
délétères qui rendent fréquemment la dyssenterie
endémique. Notre position embarrassante en
Afrique ne nous permettait malheureusement pas
d'observer ces rigoureux détails.

Frappé de tous ces inconvénients, j'organisai,
en dernier lieu et dès que les circonstances m'en
laissèrent la possibilité, une infirmerie régimen-
taire destinée aux convalescents qui, en sortant

des hôpitaux, ne pouvaient, sans danger, vivre à l'ordinaire des compagnies. J'avais spécialement consacré une salle au traitement des dyssentériques. Une surveillance sévère et l'observation minutieuse des soins indiqués me donnèrent un résultat des plus satisfaisants. Sur 272 convalescents traités à cette infirmerie pendant le dernier trimestre de 1833 et le premier de 1834, je n'eus à regretter que la perte d'un seul homme, et encore fut-il soupçonné d'avoir acheté la portion d'un de ses camarades.

Aucun de ces malades ne fut soumis à une diète rigoureuse, mais les aliments étaient distribués sous mes yeux et composaient quatre repas. Je m'applaudis de l'heureux emploi que je fis alors d'un médicament dont l'expérience me démontra l'utilité incontestable : je veux parler d'une décoction légère d'écorce de grenadier d'Afrique, ajoutée à la décoction de riz amylacée que je prescrivais en lavements dans les cas de dyssenterie chronique. Ce médicament agit avec une efficacité bien moins variable que le kina et tous les autres toniques préconisés en pareille circonstance. Son extrême abondance sur les côtes d'Afrique en permet en outre un usage fréquent et peu coûteux.

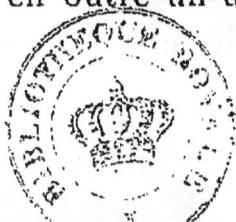

CHAPITRE III.

———•———

Des causes des maladies en Afrique, et de la mortalité qui en
a été le résultat.

La cause déterminante de la plupart des maladies contractées en Afrique est la répercussion de
transpiration qui, comme l'a judicieusement observé M. le baron Larrey dans ses mémoires sur
l'Égypte, occasionne dans ces climats une foule
de maladies inflammatoires. Cette cause principale
peut elle-même être produite par une série de
circonstances, devenant ainsi causes occasionnelles, et dont les plus fâcheuses ont été et sont encore aujourd'hui, l'humidité générale des logements militaires, la fraîcheur des nuits, le séjour

prolongé des blockaus, l'exposition aux miasmes des marais, et enfin l'opération malencontreuse des fourrages militaires.

Quelques explications deviennent nécessaires pour faire juger de la validité des moyens que l'on pouvait opposer à l'influence de ces causes efficientes de la maladie, dont quelques unes auraient dû être soigneusement évitées.

Lorsque l'occupation hardie de la Casbah de Bône à la fin de mars 1832*, eût rendu à la France un point militaire qui lui avait été cruellement ravi, la ville de Bône, ravagée par le bey de Constantine forcé à la retraite, n'offrait à la garnison française, désignée pour l'occupation, qu'un amas de ruines et de décombres qu'il s'agissait de convertir en une place de guerre, en une ville habitable. Cette tâche pénible fut confiée à un bataillon du 4.e de ligne, tiré de la place d'Alger, et au 55.e régiment de ligne qui débarqua

---

* La prise de la Casbah de Bône est un des faits d'armes le plus curieux de notre époque. L'habileté d'un homme et le courage de quelques autres firent, là, plus que n'aurait pu faire une division entière. Cet homme habile et courageux est le capitaine d'artillerie D'Armandey, promu, à cette occasion, chef d'escadron, et les braves qui le secondèrent sont le mameluck Youssouf, 2 ou 3 artilleurs et 27 hommes de la goëlette française la Béarnaise, mouillée alors sur la côte.

(Note de l'Auteur.)

ses quatre bataillons de guerre dont l'enthousiasme
réclamait un ennemi bien différent de celui qu'ils
allaient avoir à combattre.

Les soldats employés, toute la journée, à dé-
blayer les rues, à relever les maisons, se trouvaient
nécessairement exposés à passer d'un travail pénible à un repos absolu, et d'une chaleur excessive à une température fraîche et humide; car les
masures composant le casernement n'avaient que
des rez-de-chaussées, d'autant plus mal sains qu'une
porte en était la seule ouverture et que le défaut
de courants d'air y entretenait une fraîcheur produite par la proximité des citernes creusées sous
chaque maison. De plus, nos soldats, dépourvus
de tout objet de literie, n'avaient qu'une couver-
ture de laine, à moitié rongée par les rats mons-
trueux de Bône, pour se préserver de l'humidité
du sol sur lequel ils couchaient *, bien heureux
lorsque le sommeil destiné à les dédommager des
fatigues de la journée n'était pas interrompu, la
nuit, par la nécessité de prendre les armes, pour

---

* L'humidité des logements était telle, que les soldats
préféraient passer la nuit, enveloppés dans leurs couvertures,
sur les terrasses des maisons, bien que la fraîcheur atmosphé-
rique fût aussi insalubre que celle à laquelle ils cherchaient à
se soustraire.

(*Note de l'Auteur.*)

aller sur les remparts, veiller à la sûreté de la
place autour de laquelle rôdaient les hordes
d'Achmet - Bey. Ces transitions continuelles de
température produisaient des suppressions brusques de transpiration que la fraîcheur des nuits
rendait encore plus funestes. En Afrique, les
vapeurs tenues en suspension, pendant le jour,
dans une atmosphère raréfiée par une chaleur
excessive, et condensées après le coucher du
soleil par l'abaissement de température, re-
tombent en goutelettes épaisses et sont d'un effet
mortel pour l'Européen imprudent, lequel, échauf-
fé par les fatigues de la journée, s'expose avec dé-
lices aux fraîcheurs pernicieuses du soir.

Indépendamment de ces causes, l'armée restait,
ainsi que je l'ai dit, soumise à une pénurie extrême
pour tout ce qui se rattachait aux détails de son
bien-être matériel. Les marchés étaient déserts
dans le commencement de l'occupation ; il y avait
donc nécessité de recourir à l'usage des viandes
salées dont la digestion entraîne, sous ces latitudes, des dangers qui n'ont pas échappé à l'observation du prophète lui-même, puisque le Coran
en interdit l'usage. L'armée se trouvait réduite exclusivement à l'eau des citernes, eau pluviale ordinairement très saine, mais qui était altérée par
les immondices qu'on y avait jetées, lors de l'in-

cendie de la ville et du massacre de ses habitants *.
Nous découvrîmes une fontaine placée à plus d'une
lieue de la ville, dans les montagnes; elle pouvait
suffire aux besoins de la place. On entreprit les
travaux d'un aqueduc dont la direction, mal cal-
culée d'abord, fut ensuite sacrifiée à d'autres considérations secondaires que je ne puis énumérer
dans un rapport médical. Je dirai seulement, à
l'appui de la vive sollicitude annoncée tant de fois
dans les bulletins confidentiels ou publics, qu'a-
près trois années d'occupation, la ville de Bône
n'avait pas de fontaine publique et que les citernes
n'avaient pas été curées.

Tous ces inconvénients, joints au voisinage des
marais et à l'intempérance du soldat que le défaut
de casernes empêchait de soumettre à une discipline régulière, expliquent suffisamment l'invasion
de la première épidémie survenue en 1832.

L'occupation de la basse ville, cloaque infect
que ne tend à assainir aucun égoût, fut surtout
meurtrière au bataillon du 55.ᵉ qui s'y trouvait éta-
bli. Ce bataillon perdit, à lui seul, plus de monde

---

* Plus d'une fois, les seaux ou marmites plongés dans les citernes, en étaient retirés contenant du vieux cuivre, des lambeaux de chair putréfiée; dans une citerne presque desséchée,
j'ai vu une tête humaine que je fis inhumer.

(Note de l'Auteur.)

que les deux premiers bataillons logés dans la ville
haute, où les maisons mieux exposées, n'avaient
pas autant à souffrir du voisinage des fossés à
moitié remplis d'eau croupissante et des marais
de la plaine. J'ai dit que les autres causes ont été
le séjour prolongé des blockaus et surtout la ré-
colte des fourrages; elles n'existaient pas lors des
premiers temps de l'occupation.

Le séjour des blockaus a été funeste à l'armée
autant à cause de l'insalubrité inhérente à leur position topographique, qu'à cause des vices de leur
installation, de la nature des travaux imposés au
détachement qui les occupait, et enfin de la négligence des précautions hygiéniques à l'observation desquelles il eût fallu pouvoir astreindre ri-
goureusement les soldats. Tous ces avant-postes,
situés au milieu ou près des marais, avaient,
excepté un seul, une toiture composée de plan-
ches disjointes, recouvertes d'une toile goudronnée.
Le goudron disparaissait bien vîte sous l'influenee
solaire, et la toile privée de son enduit offrait
ainsi le double inconvénient de concentrer la
chaleur pendant le jour et de ne préserver qu'imparfaitement de la rosée des nuits. Ce dernier inconvénient était le plus sensible; car, pendant le
jour, la chaleur était tempérée par le courant
d'air que les créneaux et la porte entretenaient

dans le blockaus, et dont il eût été même rationnel de modérer l'action. La garnison de ces postes
était le plus ordinairement employée à des travaux
de déblaiement ou de fortification passagère ; les
soldats, en rentrant dans les blockaus situés sur
les points culminants qu'entouraient les marais,
passaient de la température lourde de la plaine à
l'impression agréable de ces courants d'air produits
par une brise du nord-est qui, en Afrique, man-
que rarement de s'élever vers 9 heures du matin,
et qui est très sensible sur les hauteurs. Les soldats
mouillés de sueurs, et forcés le plus souvent de
conserver leurs chemises, ressentaient ainsi une
suppression brusque de transpiration devenant
cause déterminante de maladies.

Mais l'opération la plus meurtrière a été, je le
répète, celle des fourrages. Exposés à un soleil ar-
dent, au milieu de plaines marécageuses, les malheureux soldats faucheurs étaient là, plus que partout ailleurs, soumis à l'action des causes morbifi-
ques. Un premier essai tenté en 1833 semblait devoir
préserver l'armée d'une seconde épreuve ; la des-
truction de plus d'un tiers des hommes qui avaient
participé à ces fatigues constituait un antécédent
trop fâcheux pour autoriser un nouvel essai ; la
leçon ne suffit pas... l'armée fut encore condamnée
à périr, non point pour les intérêts de la patrie,

car elle ne réclame pas inutilement le sang de ses
soldats, mais plutôt pour les intérêts d'agioteurs
haut titrés, lesquels, devenus par le plus scanda-
leux abus de pouvoir, propriétaires de terrains immenses, ont voulu en utiliser les produits. C'est
sur leurs domaines, avec l'argent et les enfants
de la France, qu'ont été recueillis ces fourrages
vendus au gouvernement par des spéculateurs qui
ne savent sacrifier qu'au veau d'or. Il est temps
que la France le sache, et cette déclaration, que
des voix plus puissantes que la mienne auraient
dû proclamer à la face du monde, serait au besoin
appuyée du témoignage de tous les officiers de
l'armée de Bône qui, comprenant leur dignité
d'hommes, ne se sont prêtés à aucune complai-
sance dégradante, afin d'obtenir de l'avancement
et des honneurs *.

Après avoir indiqué sommairement les causes
productrices de la maladie, je dois m'arrêter à
celles qui, neutralisant les courageux efforts des
médecins, ont occasionné une mortalité dont le
retentissement parvint jusqu'à la chambre des
députés. Or, toutes ces causes découlent de la né-

---

* Que penser d'un officier qui, dispensé de tout service militaire, est institué jardinier en chef d'un général? Il fut
promu au choix.

                          (Note de l'Auteur.)

cessité où nous étions de traiter les malades au
foyer même de l'épidémie, tandis qu'il eût fallu
les soustraire à cette influence; car, il est juste de
supposer que si l'homme dont nulle prédisposi-
tion fâcheuse ne semblait menacer l'état physique,
n'a pu résister à l'action prolongée qu'exerçaient
sur son économie des agents délétères, ces mêmes
agents séviront avec beaucoup plus de succès et
d'énergie lorsque l'organisme, déjà ébranlé, ne
remplit qu'imparfaitement les diverses fonctions
que la nature lui a confiées : « *Sublatá causá, tol-
litur effectus.* » L'observation de ce principe est
l'auxiliaire obligé de toute thérapeutique et peut
seule assurer aux efforts du médecin un résultat
probable. C'est donc à la négligence d'une semblable précaution que doivent être attribuées en
majeure partie les pertes que nous avons essuyées
à Bône. Ne pouvant enrayer les maladies dans
l'état actuel des localités militaires de ce point de
la régence, on devait chercher exclusivement les
moyens de diminuer la mortalité, et pour y par-
venir, il fallait ne pas rester sourd aux avis des
docteurs de l'armée, lesquels proclamaient l'adoption de certaines mesures que j'aurai l'occasion de
signaler dans les conclusions hygiéniques qui ter-
mineront ce mémoire.

L'urgence de ces mesures acquiert un degré de

justesse incontestable par la comparaison établie
entre les résultats obtenus à Bône et à Alger dans
des épidémies de même nature, combattues par
des traitements analogues. Sur 28,000 malades,
entrés aux hôpitaux d'Alger en 1832, la mortalité
fut de 1,400, c'est-à-dire d'un vingtième, tandis
qu'à Bône la mortalité a été jusqu'à ce jour des
dix et douze vingtièmes*. Comment expliquer une
telle différence autrement que par la soustraction
des causes occasionnelles, d'un côté, et par leur
continuation, de l'autre. En effet, les militaires
qui tombaient malades aux avant-postes d'Alger,
près des marais de la plaine de Mitidjeah, étaient
aussitôt transportés aux hôpitaux de la ville, sé-
parés des lieux d'infection par un espace de trois
lieues. A Bône, au contraire, les malheureux traités sur les lieux mêmes, au centre ou près des marais, ne trouvaient pour refuge que des maisons
délabrées, dont le sol humide était à peine recou-
vert d'herbes desséchées**. Une mosquée, conver-
tie en hôpital, fut bientôt encombrée; les malades,

---

* Depuis 1834, les rapports de Bône semblent annoncer une
diminution dans la mortalité, mais cette diminution ne doit
point être attribuée à la bénignité de maladies ou à la perfec-
tion du traitement, mais bien à la décision qu'on a prise d'é-
vacuer sur les ports de France un plus grand nombre de convalescents.

** Alger, métropole de nos possessions africaines, jouissait

gisants dans les décombres, se trouvaient livrés à
toute espèce de misère et de besoins. Les médicaments manquaient, le personnel médical ne pouvait suffire aux exigences du service ; enfin, telle
avait été l'incurie coupable de l'administration,
que l'armée se trouvait dépourvue de toutes les
ressources matérielles indispensables au maintien
ou au rétablissement de son état sanitaire.... L'a-
veuglement de cette administration égala son imprévoyance ; on eût dit un génie satanique attentif
à favoriser la désorganisation par tous les moyens
destructeurs dignes de l'ame la plus noire ou du
cerveau le plus rétréci. C'est vainement qu'une
première épidémie décima les rangs d'une armée
dont nulle prévision ne tendait à satisfaire les besoins matériels. Cet exemple, qui eût appris aux
moins clairvoyants qu'une première invasion serait indubitablement suivie de plusieurs autres,
puisqu'on ne cherchait pas à en détruire les causes ; cet exemple, dis-je, ne fit vibrer dans le cœur
des sommités administratives aucune corde de
sensibilité : le froid égoïsme étendit son manteau
de glace sur toutes les opérations conçues par des

de tout le matériel importé lors de l'exposition de 1830 ; la
ville offrait en outre des ressources immenses. Tout cela
manquait à Bône.

                              (*Notes de l'Auteur.*)

hommes qui, uniquement occupés du soin de profiter de leur position qu'ils jugeaient éphémère, pour réparer les torts ou assurer l'éclat de leur fortune, abandonnèrent lâchement les intérêts généraux, pour se vautrer dans la fange de leurs intérêts particuliers. Dix-huit mois après l'occupation, et malgré les antécédents fâcheux de la première épidémie, trois cents matelas de très médiocre composition étaient encore les seules fournitures qu'on pût offrir à plus de 2,000 malades *.

A défaut d'établissement convenable, on avait transformé en ambulances ou en succursales de l'hôpital, quelques baraques en bois construites à la hâte et quelques maisons de la ville, de façon que les médicaments et les vivres fournis par l'hospice central de la mosquée, ne parvenaient à ces différents postes d'infirmerie que long-temps après leur préparation. C'est assez dire que nul soin secondaire ne pouvait assurer l'exécution des

---

* L'ignorance de l'administration égalait au moins son imprévoyance; en voici un exemple : Lors de la première épidémie, les ambulances et hôpitaux manquaient de pots de tisanne, gobelets, écuelles, et en un mot de tout l'attirail nécessaire. Trois mois se passèrent ainsi, lorsqu'un commis découvrit des ballots ignorés dans un coin du magasin. C'était justement tous ces ustensiles.

(*Note de l'Auteur.*)

prescriptions médicales, puisque la surveillance était impossible à maintenir dans des maisons à moitié démolies et ouvertes à tout venant. Le malade, obéissant au sentiment impérieux de la faim, foulait aux pieds toute considération d'intérêt hygiénique, pour se procurer du vin et des vivres, introduits dans les chambres à la faveur de la contrebande qui était presque ostensiblement organisée par nos infirmiers que la nécessité nous avait forcés de prendre parmi les vagabonds des rues, écume de la population européenne, ou dans les corps dont les chefs ne consentent à attacher à ce genre de service que leurs plus dégoûtants sujets.

La pénurie de chirurgiens militaires fit employer, en qualité d'officiers de santé auxiliaires, de simples soldats dont nul examen sérieux n'avait constaté les connaissances même superficielles, et qui, dans aucun cas, ne pouvaient imposer aux malades le respect et la confiance si nécessaires pour le genre de service auquel ils étaient momentanément employés.

Tels étaient les moyens mis à notre disposition pour traiter des malades qui, comprenant bien vîte l'horreur de leur position, subissaient la fâcheuse influence des affections morales. Deux corvettes installées en vaisseaux-hôpitaux, et employées à transporter en France les convalescents

qu'attendait à Bône une rechute mortelle, auraient suffi pour sauver les jours de la plupart de
malheureuses victimes. L'espérance seule du retour
vers la mère-patrie produisait sur nos soldats
une amélioration surprenante. L'annonce du départ d'un bâtiment leur imprimait une impulsion
électrique; leurs yeux, jusqu'alors ternes, s'ani-
maient comme par prodige, et bientôt des larmes
s'en échappaient pour mouiller les mains de l'heureux messager d'une si douce nouvelle. Chacun
d'eux, moralement surexcité, retrouvait des forces
qu'on eût été tenté de croire éteintes, tant cette tran-
sition était brusque... Avec quel empressement, le
petit nombre d'élus pour le départ accourait vers
le rivage! Tous s'étudiaient à dissimuler leur faiblesse et à ramener sur leurs lèvres pâles et déco-
lorées le sourire qu'en avaient chassé depuis long-
temps les souffrances, afin de tromper l'œil observateur du chirurgien de marine, peu disposé à
prendre à bord ceux qui lui semblaient incapables de supporter la traversée... Et comment rester insensible aux prières d'un moribond dont
l'œil humide se tourne vers la France, son pays,
comme pour vous demander une mère attendant
au village un fils, qu'elle ne doit plus revoir!!!

Beaux diseurs qui, fatigués des plaisirs du bou-
doir ou des jouissances de la table, faites de la phi-

lanthropie par distraction et du patriotisme par
désœuvrement, que ne veniez-vous retremper votre
ame à de tels spectacles? Peut-être y auriez-vous
puisé quelques émotions véritables que vous auriez
su faire partager à vos auditeurs de tribune, lorsque
réunis dans une enceinte où tous les intérêts devraient trouver des défenseurs, vous vous y dispu-
tez, comme dans un charnier, les lambeaux d'une armée qui seule est abandonnée de tout le monde. Et
comment exciterait-elle vos sympathies! Elle n'a
rien de commun avec vous, puisqu'elle n'a que la
pauvreté et la résignation et que vous avez l'argent
et l'arrogance. C'est tout au plus si vous lui recon-
naissez du courage, lorsque toutefois l'émeute ne
vient pas rugir à la porte de vos palais; car alors
elle est brave et dévouée, cette armée si méprisée
la veille.... La peur lui dresse des autels; le lende-
main le danger passe, aussitôt l'idole est brisée,
et la basse calomnie reprend son empire...

Le laboureur et l'artisan, frappés par le sort,
deviennent, à vos yeux, des êtres maudits, parce
qu'ils n'ont pas eu de l'argent pour acheter d'un
autre le courage dont la loi dispense les riches...
Et vous, vous sauvez la patrie en remplissant vos
coffres, et en laissant mourir de misère le soldat,
homme du peuple, qui devrait au moins *être*
payé puisqu'il se fait tuer... Quel civisme!!! Vous

tenez à découvrir les abus, dites-vous; ah! par-
bleu, l'Afrique vous en a offert jusqu'ici ample
moisson, que n'y veniez-vous donc? et surtout,
après y être venus, que ne signaliez-vous les faits
dont vous aviez pu être les témoins ; car s'il n'y a
pas eu félonie, il y a eu certainement incurie fla-
grante... N'avez-vous donc point rencontré des
gens assez véridiques pour vous dire que là, de mes-
quines rivalités, des prétentions de caste ou d'administration, détruisant l'homogénéité des affections
et des vœux, avaient présidé à la formation d'une
camarilla occulte, qui nous enlaçait de ses per-
fides réseaux ; que l'adhésion d'un homme entraînait
ou suivait systématiquement le blâme d'un autre,
et qu'au milieu de toutes ces discussions qui n'auraient été que ridicules si elles n'eussent été déplorables, l'existence des pauvres soldats était l'en-
jeu, et que rarement leur côté gagnait.... Mais
entre gens de haute société on se ménage sans
doute; aussi en rentrant en France, n'avez-vous
trouvé la parole que pour proclamer les fatigues
de votre pélerinage. Il s'agit bien vraiment d'allé-
ger la misère de l'armée, elle est déjà trop riche
puisqu'elle partage son pain avec l'ouvrier indi-
gent... Là pêche fluviale ou les délits de chasse
offrent bien plus d'importance, car ce sont encore les distractions des hommes opulents.

Ces reproches, que je ne reproduis ici que parce que l'armée les profère chaque jour, sont loin d'être applicables à tous les hommes qui, en Afrique, ont joué quelque rôle dans la série des drames dont ce sol a été le théâtre... Lorsqu'après le départ d'une partie des débris du 55.e de ligne, je restai à Bône avec un bataillon comprenant dans son effectif plus de 500 convalescents, je pressentis aisément que le chiffre des malades allait bientôt devenir celui des morts si je ne parvenais à les évacuer en France. A force de sollicitations, de rapports et d'instances, j'obtins le nolis immédiat de bâtiments de commerce sur lesquels j'embarquai les convalescents les moins chétifs, réservant les autres pour les bâtiments de guerre dont la présence à Bône devenait plus fréquente depuis la récente et trop coûteuse expédition de Bougie*. En moins de trois mois j'eus ainsi la douce consolation de sauver la plupart de ces malheureux; mais ce résultat, je le dus à la généreuse intervention de M. le colonel Perregaux qui a laissé à Bône de si brillants souvenirs, et de M. le sous-intendant adjoint Perroud, mort

---

* Cette ville, située à une distance à peu près intermédiaire sur la côte entre Alger et Bône, fut prise par les Français le 29 septembre 1853.

(Note de l'Auteur.)

depuis à Alger. M. Perregaux, aujourd'hui ma-
réchal de camp et chef d'état-major de l'armée
d'Afrique, n'a certes pas besoin d'une appro-
bation de si médiocre valeur, mais j'appartiens
à un régiment à l'affection duquel il est trop
identifié pour que j'aie pu taire son nom dans
une brochure où j'ai tâché cependant de ne point
personnaliser les questions.

Peut-être me reprochera-t-on la vivacité de
mes attaques, mais comment rester froid en exhu-
mant des souvenirs encore tout sanglants? lorsque des milliers d'hommes sont tombés victimes
de semblables iniquités, que des millions arrachés
à la sueur du peuple ont été engloutis sans utilité
pour la chose publique; nul apôtre de l'humanité
n'élèverait la voix pour flétrir les auteurs de tant
de calamités, qui osent encore solliciter et réus-
sissent à obtenir les récompenses dues au savoir
et à la vertu? Faut-il donc attendre que le gouffre
soit comblé de cadavres?... Non, il n'en sera pas
ainsi; mes paroles seront, je l'espère, répétées
par des échos qui les feront retentir assez haut
pour que de tels méfaits n'obtiennent point désor-
mais une impunité coupable. Si l'indignation
prête à ma voix une chaleur acerbe, c'est que, observateur impartial, exempt de cupidité homicide,
j'ai été plus que tout autre à même d'entendre sur

les lieux le râle des agonisants *que ne venaient même pas consoler à leurs grabats* ceux qui les avaient envoyés à la mort.

Les faits que je signale sont d'une exactitude rigoureuse, d'une vérité malheureusement incontestable. Je possède la connaissance d'une foule de détails que je pourrais fournir à l'appui ; il est facile de concevoir le motif qui m'empêche de descendre à de plus amples explications ; les ménagements que réclame ma position dans l'armée ne me permettent pas d'engager publiquement un combat du reste plutôt administratif que médical... Des événements postérieurs à l'époque dont j'ai esquissé les désastres semblent en outre avoir donné aux hommes et aux choses les couleurs qui leur étaient propres ; le prestige est détruit et la confiance renaît... Mais c'est assez m'arrêter à des observations que je ne puis faire sans ressentir une insurmontable horreur. J'ai déchiré une partie du masque, je crois avoir rempli mon devoir comme citoyen ; il me reste à continuer ma tâche comme médecin, c'est ce que je vais m'efforcer de faire en m'occupant des applications hygiéniques qui, selon moi, conviennent le mieux au climat d'Afrique.

CHAPITRE IV.

———⋅∞⋅———

De l'hygiène applicable à nos possessions du nord de l'Afrique,
et spécialement à Bône.

Ce qui précède démontre suffisamment (je crois
l'avoir prouvé du moins) la nécessité de se soustraire, en Afrique, à l'influence

1.º D'une action solaire excessive ou prolongée;

2.º De l'humidité des logements;

3.º De la fraîcheur des nuits;

4.º Des transitions de température;

5.º Des miasmes qu'exhalent les marais.

Telles sont, en effet, les circonstances les plus
favorables au développement des maladies, circonstances purement locales et auxquelles doi-

veut être ajoutées l'intempérance et les impru-
dences continuelles des soldats si enclins à négliger les conseils les plus sages, lorsque ces conseils
ne sont point étayés des rigueurs de la discipline.

Les précautions relatives à ces divers inconvénients se trouvent consignées dans tous les ouvrages d'hygiène, et principalement dans les mémoires de M. le baron Larrey, qui a enrichi la
science d'une foule d'observations recueillies à
l'armée d'Égypte. Aussi, pour ne pas m'attirer le
juste reproche de n'avoir que copié les tableaux
tracés par de grands maîtres, me bornerai-je à
indiquer ici quelques adjonctions spéciales à l'armée d'Afrique ; une expérience de trois années,
acquise sur les lieux, m'a permis d'en constater
la justesse, et l'extension ou l'affermissement de
nos possessions africaines semble en rendre l'application opportune.

Je proclamerai d'abord l'urgence de modifications à introduire dans la tenue militaire.
L'une des plus importantes consiste dans l'usage
d'une chemise de laine semblable à celle des ma-
rins, dont elle est le vêtement le plus utile et le
plus commode à la fois ; il suffit, en effet, de se
rappeler qu'aux suppressions brusques de transpiration doivent se rapporter la plupart des maladies d'Afrique, pour sentir la nécessité d'en pré-

server les hommes. Il serait conséquemment in-
dispensable de délivrer à chaque soldat, lors de
son embarquement, un gilet de flanelle et une
chemise de laine qu'il porterait séparément ou
ensemble, suivant la rigueur des saisons et la nature des fatigues auxquelles il serait exposé. La
ceinture de flanelle avait été accordée dans cette
intention, mais outre qu'elle ne remplissait pas
suffisamment les indications précitées, elle offrait
l'inconvénient de glisser sur les cuisses des soldats qui s'en débarrassaient volontiers à cause,
disaient-ils, de la gêne qu'elle leur occasionnait
pour la marche ou les autres travaux de la campagne.

Il ne serait pas moins urgent de changer la
coiffure; le képi adopté me paraît tout-à-fait vi-
cieux; nu ou couvert de la toile cirée, il offre
l'inconvénient grave d'absorber plutôt que de ré-
fléchir les rayons du calorique; de plus, le derrière de la tête n'étant garanti par aucun re-
bord, le cervelet reste ainsi exposé à l'influence
solaire qui a si souvent déterminé, chez nos
faucheurs surtout, des céphalites rapidement
mortelles.

La coiffure préférable sous tous les rapports
serait un petit chapeau marin de feutre vernis,
qu'on recouvrirait, lors des fortes chaleurs, d'une

enveloppe blanche ou grisâtre, et qui, dans la
saison des pluies, serait incomparablement plus
convenable que le képi dont la charpente ne ré-
siste à aucun choc, et dont le tissu de laine devient une éponge entretenant l'humidité sur la
tête du soldat.

On trouvera peut-être que ce chapeau empêche-
rait les hommes de se coucher au bivouac, à cause
de la gêne de ses rebords. Mais on en peut dire autant de toutes les coiffures admises ou admissibles,
car aucune ne peut remplir toutes les conditions
qu'on semble exiger; et puis au bivouac, le soldat
se couvre la tête d'un mouchoir, ne serait-ce que
pour ménager sa coiffure ordinaire que le moindre mouvement ferait rouler loin de lui, pendant
son sommeil.

La coiffe blanche est tout-à-fait rationnelle.
L'inconvénient qu'elle semble offrir d'être un
point de mire pour l'ennemi, ne constitue pas
une objection sérieuse, puisque la blancheur des
buffeteries et du couvre-giberne n'a point paru,
jusqu'à ce jour, devoir être remplacée par une
couleur sombre. Du reste, l'inconvénient n'exis-
terait que pour le jour, et certes, alors les objets
sont tellement appréciables, qu'il est bien permis
de le considérer comme nul; et pendant la nuit,
où l'éclat d'une coiffure blanche pourrait renou-

veler les accidents survenus à Sidi-Ferruch, lors de l'expédition d'Alger, il n'y a plus d'inconvénient à laisser le chapeau découvert puisque la chaleur n'existe point*.

Une calotte de laine, semblable à celle des Maures ou à ce qu'on désigne en France sous le nom de *bonnet grec*, remplacerait au camp, au bivouac et même à la chambre, le bonnet de police qui ne convient nulle part.

L'usage du col militaire devrait aussi être interdit en Afrique. La pression qu'il exerce sur le cou gêne la circulation, nuit à la régularité des fonctions pulmonaires, provoque et entretient une sueur abondante. Ces inconvénients, joints à la gêne des buffeteries, des bretelles du sac, et à l'élévation de température, disposent les hommes à l'apoplexie. Le collet de la chemise de laine, retenu par une simple cravatte noire ou rouge, remplirait toutes les indications nécessaires, sans offrir aucun danger.

---

* Il avait été distribué aux troupes expéditionnaires des coiffes blanches de schakos : quelques jours après le débarquement, deux régiments, alarmés pendant la nuit par les cris des chacals qui leur étaient encore inconnus, et trompés par la blancheur des coiffes qui de loin simulaient les burnous arabes, firent feu l'un sur l'autre ; lorsqu'on reconnut l'erreur, le sang avait coulé ; dès-lors on supprima les coiffes.

(*Note de l'Auteur.*)

Les indigènes ont l'habitude de se couvrir entièrement de tissus de laine, assez amples pour qu'ils puissent se draper à la façon des manteaux romains. Ce costume est parfaitement approprié à la nature des climats qu'ils habitent et des maladies, qu'ils ont d'autant plus d'intérêt à éviter que, chez eux, la science de la médecine en est encore aux croyances des sorciers et aux prédictions des astrologues*. Nous devons donc chercher à réunir les mêmes avantages, tout en conservant à notre costume son type européen. Les innovations que je viens de signaler conduiraient, j'en suis convaincu, à d'heureux résultats, sans imposer de nouveaux sacrifices pécuniaires, puisque l'adoption de la chemise de laine permettrait de supprimer la veste et de ménager l'habit qui, sous ces latitudes, est uniquement objet de luxe.

Après avoir parlé de l'insalubrité de la plupart des logements de Bône, il me reste à préciser les améliorations que je crois applicables aux établissements militaires de cette localité.

---

* Plus d'une fois, dans nos diverses excursions, nous avons rencontré gisants sur une natte, sous la tente, des Arabes cloués là par la fièvre ; confiants dans l'amulette qu'ils portaient au cou, ils récitaient philosophiquement quelques versets du Coran, et témoignaient une résignation craintive aux volontés du prophète.

(*Note de l'Auteur.*)

Le premier soin est d'éviter le séjour des rez-de-chaussées, à cause de l'humidité qui y règne. Aussi ai-je fortement blâmé l'idée qu'on eut, en 1833, de construire pour l'artillerie une caserne à un simple rez-de-chaussée : le plancher eût dû être exhaussé de cinq pieds au moins au-dessus du sol. Je communiquai cette observation à l'un des membres civils de la commission, qui vint nous visiter au mois de septembre 1833; il en prit note et l'approuva d'autant mieux que, sous le rapport même de l'économie, il était infiniment plus rationnel de construire des édifices à deux et trois étages, puisque ces bâtiments, quoique plus vastes et plus convenables, n'exigeaient que les dépenses de la même toîture.

Un de mes camarades, officier du génie, prétendit que l'on n'avait pas voulu que la toîture des casernes dépassât le rempart; mais une pareille précaution était au moins dérisoire: les casernes projetées longeaient en effet le rempart de la ville qui fait face à la Casbah et aux casernes crénelées des Santons établies sur les hauteurs. Ce n'était certes point par là qu'une attaque était à craindre, même d'un ennemi mieux dirigé que les Arabes; car, outre ces moyens de sécurité, il y a en dehors de la porte d'Anrémont, sur le même alignement, un camp de baraques où sont établis le régiment

de chasseurs d'Afrique tout entier, plus un bataillon
d'infanterie. Cette précaution devait naturellement me surprendre, de gens dont je n'avais pas
encore trouvé l'occasion d'admirer la prévoyance.
Et pour la première fois, ils ne réussissaient pas;
le motif exprimé par mon camarade n'eût été
de quelque poids que pour les casernes situées
près de la porte Constantine, faisant face à la
plaine ; et là, il n'y en avait point d'établies.

Les officiers du génie eurent aussi la mala-
dresse d'employer aux constructions le sable de
mer, dont l'extrême déliquescence nuit à la solidité et entretient sur les murailles une humidité
constante. Il n'y en avait pas d'autre, je le sais;
mieux valait alors bâtir à chaux et terre, puisqu'il était impossible de soumettre le sable de
mer à des lavages d'eau douce suffisants pour le
rendre propre aux constructions; les bâtiments
eussent, de cette manière, acquis tout à la fois
la salubrité et une solidité plus grande, et nous
n'aurions pas vu des ouvrages fort coûteux s'é-
crouler après six mois de construction.

Pour résumer mes observations relativement à
Bône, je réitérerai le conseil d'éviter le séjour de
la basse ville, et de choisir les hauteurs les plus
éloignées de la plaine pour y fonder les hôpitaux
et casernes; car ces positions réunissent seules les

indications hygiéniques indispensables à la con-
servation d'une armée d'occupation. Il est temps
surtout de songer à l'établissement d'un vaste hôpital qui offre, sous le rapport du personnel administratif et médical, toutes les garanties dési-
rables, et où pourront être soignés les convalescents, dont le rétablissement a été jusqu'à ce jour
si difficile à obtenir.

Les environs du fort Génois, situé à une distance de deux lieues ouest de la ville de Bône, et
loin de tout marais, sont d'autant plus favorables
à l'exécution de cette mesure, que l'hôpital y serait protégé par la proximité des batteries. Près
de là, dans un ravin, est une source excellente
recherchée des corailleurs ; la rade est la seule de
toute la côte possédant un bon mouillage pour
les bâtiments de guerre ; cette localité réunit donc
toutes les conditions de succès positif. Là, nos
malades, soustraits à l'influence des causes occasionnelles de la maladie, pourraient espérer une
guérison prompte et durable. L'entretien de la colonie deviendrait moins onéreux pour la France,
puisqu'il ne serait plus nécessaire, dès-lors, de dé-
penser les sommes énormes qu'absorbent les trans-
ports sur des navires de guerre ou du commerce.

Quelques docteurs avaient conçu, et tout récemment encore, un de MM. les médecins ordinaires

de l'armée d'Afrique a émis et développé l'idée de
créer des hôpitaux flottants ; ce moyen me semble inadmissible et inefficace : il est inadmissible,
parce que l'état de la mer ne permet pas toujours
les communications avec la terre ; le transport
des malades devient alors difficile, irrégulier,
dangereux même ; ce moyen est inefficace, puisqu'il ne satisfait pas à tous les besoins des malades : lors des grosses mers, le *tangage* et le *roulis*
du navire, quelque bien amarré qu'il puisse être,
fatigueront les malades et souvent les médecins
eux-mêmes ; et puis, a-t-on assez réfléchi aux difficultés d'aérer les batteries et les faux-ponts
transformés en salles d'hôpital ?... Trois années
de navigation m'ont permis de découvrir assez
d'inconvénients dans ce genre d'hôpitaux pour
que je doive accepter d'autres moyens, quand ils
sont possibles. L'expérience vient à l'appui des
craintes que j'exprime. En 1824, le gouverneur
de Bourbon, instruit de la mortalité qui désolait
la population européenne de la petite île de
Sainte-Marie-de-Madagascar, autorisa la création
d'un hôpital flottant dont l'installation, confiée
aux soins d'un des meilleurs officiers de santé de
la marine royale, eut lieu à bord de la corvette la
Normande. L'essai fut désastreux : le fléau semblait
à bord redoubler d'intensité, tellement qu'au

bout de quelques semaines , tous les malades encore existants furent évacués sur l'île Bourbon ,
et que la corvette-hôpital , considérée comme un
foyer endémique de contagion, fut démolie et
coulée sur place. J'admets donc la nécessité de bâ-
timents-hôpitaux comme transport des malades,
mais non comme hôpitaux fixes et permanents.

Il conviendrait d'imiter à Bône l'heureux exemple qu'a laissé à Alger le duc de Rovigo, en
faisant occuper, pendant la mauvaise saison, les
avant-postes insalubres par des soldats indigènes
dont les tribus campent, à Bône, au pied de nos
blockaus, sans utiliser leur prétendu dévouement
que nous payons pourtant bien cher*; et certes,
cette mesure hardie pour Alger, à cause de ses
établissements avancés, est largement praticable
à Bône dont les environs sont déserts, et que ses
remparts préservent bien sûrement d'une irrup-
tion de Bedouins.

Si des considérations particulières que je ne
puis deviner s'opposaient à ce projet, il faudrait
du moins relever chaque semaine la garnison des

---

* Les tribus de *Beni-Uryine* et des *Carrésas*, formant la
presque totalité des troupes indigènes commandées par Youssouf, venaient placer leurs tentes sous la protection des postes
français.

(Note de l'Auteur.)

blockaus, et caserner le détachement relevé dans
une position saine où il fût pour quelques jours
exempt du service ordinaire. Les Turcs du dey
d'Alger avaient eux-mêmes reconnu l'excellence
d'une pareille précaution, aussi les troupes employées à des expéditions dans la plaine allaient-
elles, à leur retour, purger sur le mont Budja-
Reah, les germes morbides qu'elles avaient pu
contracter pendant leur excursion. Les bataillons
alterneraient ainsi pour le service hebdomadaire
de la place et des avant-postes.

Je ne rappellerai pas le besoin d'éviter toute
espèce d'excès; ce principe d'hygiène générale
mérite là, plus que partout ailleurs, une observation rigoureuse, et qui sera impossible tant qu'on
ne prendra pas des mesures sévères pour limiter
le nombre des cantines et des tavernes qu'on laisse
établir à la suite de l'armée. Tous ces colons dont
on annonçait pompeusement en France le départ
pour la régence d'Alger, étaient autant de misé-
rables, ignorant pour la plupart les premières
notions d'agriculture, et poussés en Afrique par
la faim ou l'espoir du pillage. Peu soucieux d'en-
treprendre des travaux auxquels ils n'avaient jamais été soumis, ils trouvaient beaucoup plus
simple de se loger dans des masures, près des
camps ou sur le trajet des routes, et là, de vendre

aux soldats les boissons les plus pernicieuses; leur industrie ne reculait devant aucune répugnance, aussi exploitaient-ils largement tous les goûts licencieux que développe la guerre chez les militaires qui, peu confiants dans l'avenir, cherchent à épuiser la coupe des jouissances présentes. Le duc de Rovigo, dont le nom reviendrait souvent si j'avais à énumérer ici toutes les bonnes dispositions de police intérieure exécutées sous son commandement, parvint à corriger à Alger une partie de ces abus. Il est fâcheux que de semblables traditions n'aient pas été continuées avec assez de vigueur, et n'aient pas été imitées sur tous les points de la régence occupés par nos troupes.

Il peut se présenter d'autres indications hygiéniques commandées par les circonstances qui, en campagne, varient à chaque instant; c'est alors à la sollicitude des chefs de corps qu'appartient le soin d'exécuter les mesures que leur conseillent les officiers de santé présents sur les lieux. Il serait à désirer que l'administration générale d'un corps d'armée fût, sous le rapport sanitaire, aussi régulière et aussi consciencieuse que l'est celle de l'intérieur des régiments; il est bien rare, en effet, qu'un colonel reste sourd aux avis d'un chirurgien dont il a eu l'occasion de reconnaître le zèle et l'intelligence. Chef d'une vaste famille, il veille scrupuleusement aux intérêts des membres qui la composent, et les calamités régimentaires sont presque toujours l'effet de causes indépendantes de sa volonté; les cas de prédilection exceptionnelle se rattachent à des considérations de famille ou de politique que certaines gens ne manquent jamais d'exploiter à leur bénéfice : je n'entends point parler de ceux-là.

J'ignore si ce Mémoire, que je livre au public après l'avoir respectueusement soumis au jugement du conseil général de santé, est destiné à mériter une attention sérieuse du petit nombre des lecteurs qui en auront connaissance. Mais j'affirme de nouveau qu'il est l'expression véritable des besoins que les masses ont ressentis en Afrique. Puisse-t-il servir aux méditations de ceux dont l'armée espère aide et protection!!!

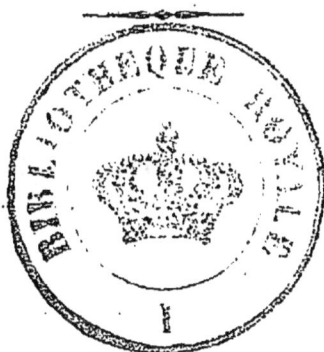